BEI GRIN MACHT SICH IHR
WISSEN BEZAHLT

- Wir veröffentlichen Ihre Hausarbeit,
  Bachelor- und Masterarbeit

- Ihr eigenes eBook und Buch -
  weltweit in allen wichtigen Shops

- Verdienen Sie an jedem Verkauf

Jetzt bei www.GRIN.com hochladen und kostenlos publizieren

Bibliografische Information der Deutschen Nationalbibliothek:

Die Deutsche Bibliothek verzeichnet diese Publikation in der Deutschen National-
bibliografie; detaillierte bibliografische Daten sind im Internet über http://dnb.d-
nb.de/ abrufbar.

Impressum:

Copyright © 2019 GRIN Verlag
Druck und Bindung: Books on Demand GmbH, Norderstedt Germany
ISBN: 9783346249982

Dieses Buch bei GRIN:

https://www.grin.com/document/550891

Anonym

Gesundheitsmanagement in der Schule. Förderung der Gesundheit von Berufsschullehrern

GRIN Verlag

GRIN - Your knowledge has value

Der GRIN Verlag publiziert seit 1998 wissenschaftliche Arbeiten von Studenten, Hochschullehrern und anderen Akademikern als eBook und gedrucktes Buch. Die Verlagswebsite www.grin.com ist die ideale Plattform zur Veröffentlichung von Hausarbeiten, Abschlussarbeiten, wissenschaftlichen Aufsätzen, Dissertationen und Fachbüchern.

Besuchen Sie uns im Internet:

http://www.grin.com/

http://www.facebook.com/grincom

http://www.twitter.com/grin_com

Deutsche Hochschule für
Prävention und Gesundheitsmanagement
Hermann Neuberger Sportschule 3
66123 Saarbrücken

Einsendeaufgabe

Fachmodul: Gesundheitsförderung und Prävention in Lebenswelten

Studiengang: B. A. Gesundheitsmanagement

Inhaltsverzeichnis

1 Analyse der Ausgangssituation

Das Thema Gesundheitsförderung und Prävention wird in vielen Bereichen immer wichtiger. Vor allem dort, wo die Gesellschaft die meiste Zeit verbringt. In diesem Fall wird die Ausgangssituation im Setting Schule analysiert.

1.1 Rahmenbedingungen

Die Schule ist ein voll ausgebautes Gymnasium (Sekundarstufe I und II) in D. (ca. 23.365 Einwohner, Stand 31. Dezember 2018) (2018) im im Bundesland Hessen. Es ist das einzige Gymnasium in der Stadt. In der Nähe befindet sich ein städtisches Hallenbad und Sportstadion. In der Stadt sind unter anderem Schulen der Ausrichtung Grundschule, Realschule, Hauptschule und eine Gewerbliche Berufsschule.

20% der Schülerinnen und Schüler kommen aus den Nachbargemeinden. Das Gymnasium wird von 1.300 Schülerinnen und Schülern besucht (Jahrgansstufe 5-13) und wird von 120 Lehrerinnen und Lehrern unterrichtet.

In den Jahrgansstufen 5-10 gibt es ein Konzept („Schule von acht bis eins"), dass alle Schüler nachgehen müssen. Es wird ein offenes Ganztagesangebot (Montag- Donnerstag Jahrgangsstufe 6- 8 (8+9 Stunde) mit Mensa und Partnern, wie Musikschule, Sprachfabrik, Förderkurse und Sport mit verschiedenen Kooperationspartnern angeboten.

Die erste Stunde beginnt immer um 7:55- 8:40 Uhr und folgt mit:

2. 8:40- 9:25

   1. große Pause (20 Minuten)

3. 9:45- 10:30

4. 10:30- 11:15

   2. große Pause (15 Minuten)

5. 11:30- 12:15

6. 12:15- 13:00 (Mittagspause für Jahrgangsstufe 6-8)

7. 13:00- 13:45 (Mittagspause für Jahrgansstufe 9-13)

8. 13:45- 14:30

9. 14:30- 15:15

10. 15:25: 16:10

11. 16:10- 16:50

Der Vormittags- Unterricht endet nach der 6. Stunde

1.2 Personengruppen im gewählten Setting

Am Gymnasium sind neben den Hauptpersonengruppen Lehrer und Schüler noch Personen aus dem Sekretariat, Referendaren, Hausmeister, Reinigungskräfte, Pädagogisches Fachpersonal und Eltern tätig.

An der Schule sind insgesamt 120 Lehrer, davon 43 männlich und 77 weiblich im Alter von 29 bis 64 angestellt. Die meisten Lehrer sind verbeamtet oder in der Probezeit. Neben den Hauptaufgaben eines Lehrers: Bildung und Pädagogik zählt unter anderem die Hilfe für Persönlichkeitserziehung, Lern- und Methodenkompetenz, Soziale Kompetenz und das kreative Denken zu fördern und zu vermitteln.

Lehrer haben unter anderem die Aufgabe, neben der Bewertung der Schülerleistung und das Vermitteln von Wissen und Lehren, die Schüler zu motivieren und sich, um ein angenehmes Klassenklima zu kümmern. Gleichzeitig müssen sie die Eltern und das Kollegium zufriedenstellen. Dies hat vor allem große Auswirkung mit der Zufriedenheit über sich selbst und den Beruf als Lehrer.

Die Aufgabe eines Lehrers, allen gerecht zu werden, ob Schülern, Eltern oder Kollegen sorgt für ein sehr hohes Stresslevel und kann zu psychischen Erkrankungen führen.

Zudem kommen der Bewegungsmangel, häufiges langes Stehen, ein hoher Lärmpegel und schlechtes Raumklima dazu. Dies führt häufig zu psychischen und psychosomatischen Erkrankungen, die im Lehrerberuf häufiger sind, als bei anderen (Scheuch, Haufe & Seibt, 2015).

Das Gymnasium wird von 1.300 Schülerinnen und Schülern besucht, es hat 695 Mädchen und 605 Jungs im Alter von 9- 19 Jahren. Sie gehöre zu unterschiedlichen Jahrgangsstufen von Klasse 5- 13. Die meisten Schülerinnen und Schüler stammen aus D. und den naheliegenden Ortsteilen. In der Sekundarstufe 1. (5-10 Klasse) sind die Schüler verpflichtet von der ersten bis zur sechsten Stunde die Schule zu besuchen (damit die 30 Wochenstunden Pflichtunterricht erfüllt werden). Danach folgt ein offenes Ganztagsangebot, hierbei können die Eltern und Schüler selbst entscheiden, ob sie zur Hausaufgabenbetreuung gehen, eine Sport- AG mit verschiedenen Kooperationspartnern oder die Musikförderung besuchen.

In der siebten Stunde (13:00- 13:45 Uhr) findet meistens die Mittagspause statt, damit die Schüler ausreichend Zeit für ein Essen und für Entspannung haben.

Essen können die Schüler in der Schulmensa (geöffnet: 7:30- 15:00 Uhr). Die Schule legt viel Wert darauf, dass das Essen (ein Menü bekommt man für 3,-€) in der Mensa gesund, jugendgerecht und reichhaltig ist. Entspannungsmöglichkeiten haben die Schüler in der Bibliothek, auf dem Schulhof und in der Spielehütte.

Die Schule wird von Schülerinnen und Schülern aus verschiedenen sozialen Schichten und Herkunftsländern besucht.

Schüler leiden oft unter hohem Leistungsdruck, vor allem am Gymnasium und damit unter Stress, was sich negativ auf die Gesundheit auslöst.

Zudem müssen Schüler oft mit Mobbing, Markenzwang und hohem Lärmpegel in Klassen klarkommen. Dazu kommt häufig Bewegungsmangel, falsche Ernährung und falsche Sitzposition.

Da Kinder und Jugendliche die meiste Zeit ihres Jugendalters in dem Setting „Schule" verbringen, ist dies, neben dem Elternhaus ein wichtiger Ort für gesunde und bewusste Erziehung.

1.3 Analyse gesundheitsbezogener Daten

In Deutschland sind ca. 797.257, davon 498.273 in Vollzeit und 298.984 in Teilzeit Lehrkräfte tätig (Statistisches Bundesamt, 2014).

Der Lehrerberuf ist mittlerweile von Mehrfachbelastung geprägt (Schaarschmidt, 2005), wie zum Beispiel die Rolle als Erzieher, Berater, Vermittler, Sozialarbeiter, Manager und politischer Aufklärer (Scheuch, Seibt, Rehm, Riedl & Melzer, 2010).

Lehrer sind häufig von den Gesundheitsbelastungen, wie Lärm- und Raumklima (physikalische Belastung), chemische Gefahr- und Baustoffe und Bildschirmarbeitszeiten (ergonomisch) betroffen (Scheuch, Haufe & Seibt, 2015).

Die Lehrer geben als Belastung Zeitdruck, Schullärm, Arbeitszeit, zu große Klassen, mangelnde Autonomie, Leistungsschwäche, Verhaltensauffälligkeiten, geringes Ansehen der Gesellschaft, zu wenig Motivation der Schüler und Problemverhalten der Eltern an (Scheuch, Seibt, Rehm, Riedel & Melzer, 2010; Schaarschmidt & Kieschke, 2013; Schönwälder, Ströver &Tiesler, 2003; Seibt, Galle & Dutschke, 2007; Seibt, Spitzer, Dutschke, Scheuch & Hinz, 2013). Dabei ist der Beruf sehr von psychoemotionaler Belastung geprägt (Scheuch, Seibt, Rehm, Riedel & Melzer, 2010; Seibt, Galle & Dutschke, 2007; Seibt, Spitzer, Dutschke, Scheuch & Hinz, 2013; Bauer, Stamm, Virnich, et al., 2006; Weber, Weltle & Lederer, 2004).

Lehrer schätzen ihre berufliche Belastung sehr hoch ein (Scheuch, Haufe & Seibt, 2015), doch die Belastungen, die wirklich Auswirkung auf die Gesundheit haben sind: Komplexität, hohes Anspannungsniveau mit Sachzuwendung über längere Zeit, verteilte Aufmerksamkeit, wenig Erholungszeit während den Unterrichtstagen, situationsbezogener

5

Wechsel von Verhaltensweisen im Unterricht, unterschiedliche Bewertungskriterien, Einzelkämpfer und Vermischung von Arbeit und Freizeit (Scheuch, Seibt, Rehm, Riedel & Melzer, 2010). Dies hat die Folge, dass viele Lehrer sich „ausgebrannt" fühlen und die Qualität des Unterrichts abnimmt (Kunter, Klusmann, Baumert, et al., 2013; Klausmann, Kunter, Trautwein, et al., 2008). Es wird davon ausgegangen, dass gesunde und beschwerdefreie Lehrer in Deutschland eine Randgruppe sind (Schönwälder, Berndt, Ströver & Tiesler, 2003). 20% der Lehrkräfte weisen sogar starke Einschränkungen ihrer Gesundheit und damit auch ihrer Leistungsfähigkeit auf (Krause & Dorsemagen, 2011).

Lehrkräfte leiden häufig unter psychosomatischen Beschwerden (unterschiedlicher Schularten), wie Müdigkeit, Erschöpfung, Kopfschmerzen, Abgespanntheit, Antriebslosigkeit, Schlaf- und Konzentrationsstörungen, innere Unruhe oder erhöhte Reizbarkeit (Scheuch, et al., 2010; Schönwälder, et al., 2003; Seibt, et al. 2007; Harazd, Gieske & Rolff, 2009; Seibt, Hübler, Steputat & Scheuch, 2012).

Ein großer Teil der Pädagogen leidet oft unter Burn- out- Symptomen (Scheuch, et al., 2015).

Nach einer Untersuchung der Lehrkräfte, die an Burn- out erkrankt sind, gaben 27% an, dass die emotionale Erschöpfung der Grund für Burn- out- Syndrome ist (Böckelmann, Zavgorodnij, Iakymenko, et. al., 2013).

Wenn man die Lehrkräfte mit der Allgemeinbevölkerung vergleicht, sind sie in kardiovaskulären Risikofaktoren (außer Hypertonie) und im gesundheitsförderlichen Verhalten besser (Scheuch, et al. 2015). Wie in vielen anderen Berufsgruppen sind Muskel- Skelett- und Herz Kreislauf- Erkrankungen die häufigsten Diagnosen (Scheuch, et al., 2015). Psychische und psychosomatische Erkrankungen kommen bei Lehrern häufiger vor, als in anderen Berufsgruppen.

In Deutschland gehen rund 11 Millionen Kinder und Jugendliche zur Schule (Destatis, 2018) und erfüllen somit die Mehrheit am Setting „Schule".

Der Gesundheitszustand der Schüler liegt im positiven Bereich, 94% der Schüler sagen, dass sie einen guten Gesundheitszustand haben (Robert- Koch- Institut, 2014).

Allerdings wurde festgestellt, dass Kinder und Jugendliche mit niedrigem sozioökonomischem Status das Risiko für ein mittelmäßiges- sehr schlechten allgemein Gesundheitszustand um das 3,4- und 3,7- Fache erhöht ist. Ein niedriger sozioökonomischer Status weist oft auf eine schlechtere gesundheitsbezogene Lebensqualität auf (Robert- Koch- Institut, 2014).

16 % der Kinder und Jugendlichen haben ein chronisches Gesundheitsproblem, 15,5 % waren wegen einem Unfall verletzt (häufiger Ort: privates Umfeld, Schule oder Betreuungseinrichtung), 20,2 % der Kinder weisen psychische Auffälligkeiten auf und bei 5% der Kinder und Jugendlichen wurde ADHS diagnostiziert (Robert- Koch- Institut, 2014). Laut der KIGGS-Studie treiben 77,5% Kinder regelmäßig Sport.

Kinder erkranken häufig an Atemwegserkrankungen (88,5%), unter anderem an Mandelentzündungen (18,5%) und Bronchitis (19,9%) (Kamtsiuris, Atzpodien, Ellert, Schlack und Schlaud, 2007).

Ein weiteres Problem in unserer Gesellschaft ist, dass Kinder immer übergewichtiger werden. 15% der 3-17-jährigen sind bereits davon betroffen (Kurth & Schaffrath, 2007). Gerade mal 10,7% der Kinder und Jugendlichen nehme die empfohlene Portion Obst und Gemüse pro Tag zu sich (Robert- Koch- Institut, 2015). Kinder und Jugendliche aus sozialschwachen Schichten sind oftmals von Übergewicht und ungesunder Ernährung betroffen (Robert- Koch- Institut, 2015).

Bei 10-20% der Kinder und Jugendlichen wurden psychische Störungen aufgewiesen (Kieling, Baker-Henningham, Belfer, et al., 2011). Darunter beeinflussen Symptome wie Aufmerksamkeits-, Denk- und Antriebsstörungen die schulische Entwicklung (Schulte-Kröne, 2016). Diese führen zu häufigen Klassenwiederholungen, Schulabbruch oder schlechtem Schulabschluss (Schulte- Kröne, 2016).

1.4 Ableitung von Handlungsschwerpunkten

Um psychische Erkrankungen und Störungen zu vermeiden oder zu behandeln, sollte in Schulen mehr ein Auge auf die psychische Gesundheit gesetzt werden.

Dies gilt für Schüler sowohl als auch für Lehrkräfte.

Lehrer sind oft von psychischen und psychosomatischen Erkrankungen belastet. Das ständige Gefühl Präsenz sein zu müssen, allen es recht machen zu müssen und der Lärm wirken sich sehr schlecht auf die Gesundheit der Lehrer aus. Eine Möglichkeit dagegen wäre, für Lehrer einen Ruheraum zu schaffen, denn das Lehrerzimmer ist oft eine Anlaufstelle für Probleme und Stress. Hier hätten die Lehrer die Möglichkeit „abzuschalten" und Kraft für die nächsten Unterrichtsstunden zu sammeln.

Es sollte eine psychologische Betreuung für alle Lehrer zur Verfügung gestellt werden, die eventuelle psychische und psychosomatische Krankheiten frühzeitig erkennt und behandeln kann.

Für Schüler könnte man eine Pflichtstunde „Ruhepause" im Stundenplan einführen. Wenn man den Schülern nur einen Ruheraum zur Verfügung stellt, wird er von den wenigsten freiwillig genutzt. Insbesondere vor Klassenarbeiten wäre eine „Ruhepause" zum runterkommen und sammeln ideal. Zudem wäre ein Kinderpsychologe, der ständig für die Schüler zur Verfügung steht nicht schlecht. So könnten eventuell psychische Belastungen früh erkannt und behandelt werden.

Ein weiterer Ansatz, um die Gesundheit der Schüler und der Lehrer zu fördern, ist die gesunde Ernährung.

Lehrer sollten die Möglichkeit haben, sich im Lehrerzimmer eine warme Mahlzeit zubereiten zu können. Zudem sollten Sie ebenfalls die Möglichkeit und die Zeit haben, sich ein gesundes und ausgewogenes Essen aus der Mensa zu holen.

Für Schüler wäre es wichtig, dass die Mensa ein gesundes, schmackhaftes und ausgewogenes Essen anbietet. Die Schüler sollten in der Sekundarstufe I (5- 9 Klasse) in der Mittagspause (soweit eine an dem Tag feststeht) mit der gesamten Klasse und einer Aufsichtsperson ein gesundes und warmes Mittagessen zu sich nehmen. Dies sollte ebenfalls als „Pflichtveranstaltung" im Stundenplan stehen. Zudem sollte im Biologieunterricht das Thema „gesunde Ernährung" mit eingebracht werden, damit den Schülern die bewusste und gesunde Ernährung nahgebracht wird.

Nachfolgend werden drei Argumente für die Personengruppe „Lehrer" dargestellt:

1.Argument: Lehrer benötigen Ruhephasen, um psychische und psychosomatische Erkrankungen vorzubeugen.

2.Argument: Wenn Lehrer in ärztlicher Behandlung bezüglich psychischer Belastung/ Überlastung stehen, wird die Lehrerqualität nicht verschlechtert.

3.Argument: Gesunde Ernährung ist langfristig gesehen ein wichtiger Bestandteil für die Gesundheit.

Für die Personengruppe „Schüler" wurden folgende Argumente festgelegt:

1.Argument: Die Schule muss die psychische Gesundheit der Schüler unterstützen, da sie ein Ort ist, an dem Kinder die meiste Zeit ihres Jugend- und Kindesalters verbringen.

2.Argument: Die Schule soll ein Bewusstsein von gesundem Essen schaffen, da viele Kinder aus dem Elternhaus es nicht anders beigebracht bekommen.

3.Argument: Gesunde Ernährung fördert nicht nur die langfristige Gesundheit, sondern auch die Entwicklung des Gehirns, was gerade im Kindesalter sehr wichtig ist.

2   Schwerpunktthema für ein Projekt zur Gesundheitsförderung im gewählten Setting

Die Zielgruppe für das Gesundheitsprojekt sind Lehrer des Gymnasiums im Alter von 29-64 Jahren.

72% der Lehrer erreichen nicht das Regelalter und werden frühpensioniert. Rund 50% der Lehrer gehen vorzeitig wegen psychischen und psychosomatischen Erkrankungen in Pension (Weber, Weltle & Lederer, 2003).

Nach Rücksprache mit einer Lehrerin der Schule, wurde festgestellt, dass es für Lehrer keinen Raum zum zurückziehen gibt oder, dass großartig über psychische Belastung geredet wird. Lediglich bekommen die Lehrer ein Mal im Schuljahr ein Seminar, in dem über die Gesundheit der Lehrer gesprochen wird. Dies ist jedoch laut der Zahlen, die an psychischen und psychosomatischen Krankheiten erkranken nicht effektiv genug.

Aus diesem Grund wird das Gesundheitsprojekt „Gesund - bis zur Pension" ins Leben gerufen. Mit dem Projekt soll vor allem auf die psychische Belastung der Lehrer aufmerksam gemacht werden.

Das Projekt wird ein Schuljahr über an der Schule getestet.

Die Lehrer müssen alle zwei Wochen, ein Mal einen Psychologen, der im Schulgebäude in einem ruhigen Raum zur Verfügung gestellt wird, besuchen. Die Stunden werden den Lehrern als Arbeitsstunden anerkannt. Bei Bedarf und Kapazität kann der Psychologe von den Lehrern auch öfter aufgesucht werden.

Die Finanzierung für das Gesundheitsprojekt wird von vom Land Hessen durchgeführt. Ziel ist es, psychische Krankheiten früh zu erkennen und zu behandeln. Oftmals wird es als individuelles Defizit wahrgenommen und ignoriert, was auf Dauer für die Gesundheit nicht gut ist.

Damit die Lehrer der Lehrtätigkeit gerecht werden und die Qualität nicht leiden muss, sollen Lehrer die nötige Betreuung erhalten.

3   Recherche Modellprojekt

Tab.1.: Modellprojekt Betriebliche Gesundheitsförderung in berufsbildenden Schulen- Entwicklung von Maßnahmen und Strategien

Titel des Modellprojekts	Betriebliche Gesundheitsförderung in berufsbildenden Schulen- Entwicklung von Maßnahmen und Strategien
Projektlaufzeit	Januar 2003- Mitte 2005
Initiatoren/ durchführende Institution	DAK, GUVV & BUK/ Institut für Psychologie, Universität Lüneburg

Ausgangssituation und Ziele	72% der Lehrer erreichen aus gesundheitlichen Gründen das normale Pensionsalter nicht. 50% der Frühpensionierten gehen wegen psychischen und psychosomatischen Erkrankungen in die vorzeitige Pension. Ziel ist die Entwicklung, Erprobung und Evaluation eines Konzeptes zur Förderung der Gesundheit von Berufschullehrern. Um die Gesundheit der Lehrkräfte zu fördern, muss die Verhaltensprävention verbessert werden und die Strukturen, Arbeitsprozesse und Kommunikationsprozesse an Schulen geändert werden. Es soll ein Konzept erstellt werden, um nachhaltig die Gesundheit der Berufschullehrer zu fördern.
Methoden bzw. Projektaufbau und -ablauf	Es wurden drei berufsbildende Schulen und eine private Fachschule begleitet, fünf Schulen durchliefen nur die Diagnosephase. Insgesamt waren 557 Lehrkräfte dabei. Projektphase: 1. Ist- Analyse durch Fragebogen: Diagnose Stärken und Schwächen der Schule (psychische und physische Belastungen, Arbeits- und Lebenszufriedenheit, berufs- und schulspezifische Belastungen und personale und organisationale Ressourcen 2. Individuelle schriftliche Rückmeldung für jede Lehrkraft 3. Ausführliche Rückmeldung der kollegialen Ergebnisse vor dem gesamten Kollegium 4. Moderierte Zukunftswerkstatt: Belastungsbereiche und Interventionsthemen aus der Diagnose ableiten 5. In Gruppen verhaltens- und verhältnisbezogene Interventionen entwickeln und umsetzen 6. Evaluation der Prozesse und Ergebnisse in den Gruppen

Projektevaluation/ Ergebnisse	Das Ergebnis zeigt, dass die Schulen sich in ihren Stärken und Schwächen sehr unterscheiden. Aus dem Grund muss ein spezifisches Konzept für die Gesundheitsförderung für jede Schule gemacht werden. Außerdem besagen die Ergebnisse, dass an Schulen oft die Möglichkeit der gegenseitigen Unterstützung und gemeinsamen Gestaltung von Arbeitsbedingungen nicht ausreichend genutzt werden. Aus diesem Grund ist ein Organisationsentwicklungsprozess für die präventive Gesundheit der Lehrkräfte ein guter Ansatz. Denn so können die Probleme an Schulen gelöst werden. Zudem ist es für die Veränderungsbereitschaft der Lehrer eines Kollegiums sehr gut. Durch die individuelle Befragung und Rückmeldung der Diagnoseergebnisse können besser Veränderungen durchgeführt werden.
Schlussfolgerungen für die Praxis	Die Ergebnisse bestätigen die Wichtigkeit und Notwendigkeit für die Entwicklung schulspezifischer Maßnahmen für die Gesundheitsförderung. Durch die Diagnose sollen die Schulen befähigt werden, Probleme zu erkennen und den Nutzen eigener und fremder Problemlöseressourcen zu entwickeln und umzusetzen.
Genutzte Literaturquelle	Schumacher, L., Nieskens, B., Bräuer, H. & Sieland, B. (2005). *Nachhaltige Gesundheitsförderung durch Organisationsentwicklung- Ein Modellprojekt für Berufsschullehrkräfte.* Zugegriffen am 29.10.2019. Verfügbar unter: https://www.thieme-connect.com/products/ejournals/html/10.1055/s-2005-857878

Beurteilung: Die gewählte Methode würde für das ausgewählte Setting ebenfalls passen.

Dadurch, dass zu wenig über die Problematik gesprochen wird und die Gesundheitsförderung der Lehrer zu wenig Aufmerksamkeit bekommt, wäre wie hier im Modellprojekt eine Organisationsentwicklung und Befragung der Lehrer vorteilhaft.

Mit den Ergebnissen könnte man die Stärken und Schwächen der Schule und das Konzept der Gesundheitsförderung individuell für jede Schule anpassen. Zudem steigt die Veränderungsbereitschaft der Lehrer für ein gesünderes Lehrerdasein.

4 Literaturverzeichnis

Bauer, J., Stamm, A.& Virnich, K., (2006): *Correlation between burnout syn drome and Psychlogical and psychosomatic symptoms among teachers.* Int Arch Occup Environ Health

Böckelmann, I., Zavgorodnij, I. & Iakymenko, M. (2013): *Professional burnout Syn drome among teachers of Ukraine and Germany.* Sci J Mistery Health Ukraine

Destatis (2018) Zugriff am 22.10.2019. Verfügbar unter https://www.destatis.de/DE/Presse/Pressemitteilun-gen/2018/03/PD18_089_211.html

Harazd, B., Gieske, M. & Rolff, HG. (2009) *Belastungserleben von Lehrkräften-was Schulleiter/innen tun können: Salutgenese Leitungshandeln.* Stuttgart: Raabe

Kamatsuris, P., Atzpodien, K., Ellert, U., Schlack, R. & Schlaud, M. (2007) Zugegriffen am 24.10.2019. Verfügbar unter: https://e-doc.rki.de/bitstream/handle/176904/424/27jaWmnyGlRmc.pdf?se-quence=1&isAllowed=y

Kieling, C., Baker- Henningham, H. & Belfer, M. (2011). *Child and adolsecent mental health worldwide: ecidence for action* Lancet; 378: 1515-25

Klusmann, U., Kunter, M. & Trautwein, U. (2008). *Entgagement and emotional exhaustion in teachers: does the school context make a difference?* Appl Psychol Health Well Being; 57: 127- 51

Krause, A., Dorsemagen, C. (2011): Gesundheitsförderung für Lehrerinnen und Lehrer. In: Bamberg

Kunter, M., Klausmann, U. & Baumert, J. (2013). *Professional competence oft teachers: effect on instuctional quality and student development.* J Educ Psychol; 105: 805-20

Kurth, B.-M. & Schaffrath Rosario, A. (2007). *Die Verbreitung von Übergewicht und Adipositas bei Kindern und Jugendlichen in Deutschland.* Zugegriffen am: 22.10.2019. Verfügbar unter: https://e-doc.rki.de/bitstream/handle/176904/557/20pyWvIPNYV52.pdf?se-quence=1&isAllowed=y

Robert- Koch- Institut (2014). *Studie zur Gesundheit von Kindern und Jugendlichen in Deutschland: Wichtige Ergebnisse der ersten Folgebefragung (KIGGS Welle 1.)* Zugriff am: 22.10.2019. Verfügbar unter: https://www.kiggs-studie.de/fileadmin/KiGGS-Dokumente/KiGGS1_Zusammenfassung_20140623.pdf

Robert- Koch- Institut (Hrsg.). (2015). *Obst- und Gemüsekonsum. Faktenblatt zu KIGGS Welle 1: Studie von Kindern und Jugendlichen in Deutschland – Erste Folgebefragung 2009- 1012*, Berlin: Robert- Koch- Institut

Schaarschmidt, U. (2005). *Halbtagsjobber? Psychische Gesundheit im Lehrerberuf – Analyse eines veränderungsbedürftigen Zustandes.* Weinheim, Badel, Berlin

Schaarschmidt, U. & Kieschke, U. (2013). *Beanspruchungsmuster im Lehrerberuf. Ergebnisse und Schlussfolgerungen aus der Potsdamer Lehrstudie. In: Rothland, M (ed): Belastung und Beanspruchung im Lehrberuf,* Heidelberg: Springer Verlag; 81-97

Scheuch, K., Seibt, R., Rehm, U., Riedel, R. & Melzer, W. (2010). *Lehrer* In: Letzel, S., Nowal, D. (eds): Handbuch der Arbeitsmedizin. Fulda: Fuldaer Verlagsanstalt

Scheuch, K., Haufe, E. & Seibt, R. (2015). *Lehrergesundheit.* Zugriff am 20.10.2019. Verfügbar unter: https://www.aerzteblatt.de/archiv/170601/Lehrergesundheit

Schönwälder, H.G., Berndt, J., Ströver, F. & Tiesler, G. (2003). *Belastung und Beanspruchung von Lehrerinnen und Lehrern.* Bremerhaven: Wirtschaftsverlag

Schumacher, L., Nieskens, H., Bräuer, H. & Sieland, B. (2005). *Nachhaltige Gesundheitsförderung durch Organisationsentwicklung- Ein Modellprojekt für Berufsschullehrkräfte.* Zugriff am: 29.10.2019. Verfügbar unter: https://www.thieme-connect.com/products/ejournals/html/10.1055/s-2005-857878

Schulte- Körne, G. (2016). *Psychische Störungen bei Kindern und Jugendlichen im schulischen Umfeld.* Zugriff am: 24.10.2019. Verfügbar unter: https://www.aerzteblatt.de/archiv/175333/Psychische-Stoerungen-bei-Kindern-und-Jugendlichen-im-schulischen-Umfeld

Seibt, R., Galle, M. & Dutschke, D. (2007). *Psychische Gesundheit im Lehrerberuf.* Präventive Gesundheitsförderung; 4:9-18

Seibt, R., Hübler, A., Steputat, A. & Scheuch, A. (2012). *Verausgabungs- Belohnungs- Verhältnis und Burnout- Risiko bei Lehrerinnen und Ärztinnen- ein Berufsgruppenvergleich.* Arbeitsmed Sozialmed Umweltmed, 47: 396-406

Seibt, R., Spitzer, S. & Dutschke, D., Schuech, K. & Hinz, A. (2013). *Predictors of mental health in female teachers.* Int. J Occuo Med Environ Health; 26: 556-69

Statistisches Bundesamt: Bildung und Kultur (2014). Allgemeinbildende und berufliche Schulen. Schuljahr 2012/2013. Wiesbaden

Weber, A., Weltle, D. & Lederer, P. (2003). *Frühpensionierung statt Prävention? Zur Problematik der Frühinvalidität im Schuldienst.* Zeitschrift Arbeitsmedizin Sozialmedizin Umweltmedizin; 38: 376- 384

Weber, A., Weltle, D. & Lederer, P. (2004). *Frühinvalidität im Lehrerberuf: So zial- und arbeitsmedizinische Aspekte.* Dtsch Arztebl; 101: A-850-9

5   Tabellenverzeichnis

Tab.1.: Modellprojekt Betriebliche Gesundheitsförderung in berufsbildenden Schulen- Entwicklung von Maßnahmen und Strategien

BEI GRIN MACHT SICH IHR WISSEN BEZAHLT

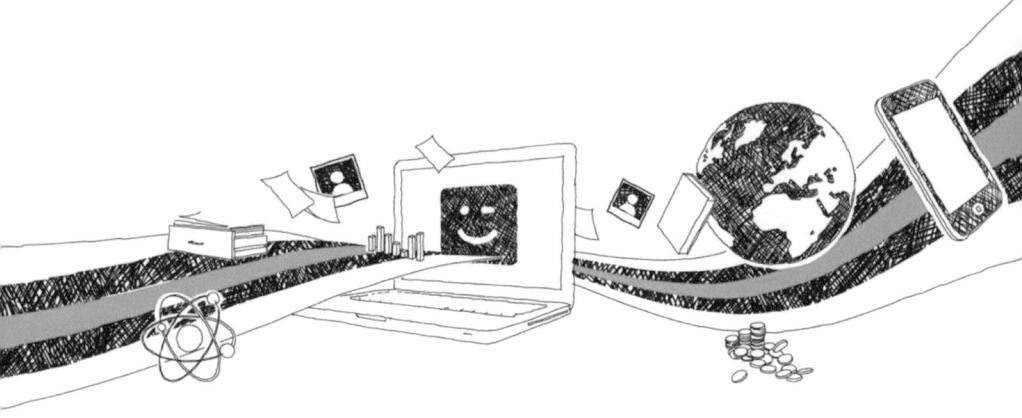

- Wir veröffentlichen Ihre Hausarbeit,
  Bachelor- und Masterarbeit

- Ihr eigenes eBook und Buch -
  weltweit in allen wichtigen Shops

- Verdienen Sie an jedem Verkauf

**Jetzt bei www.GRIN.com hochladen
und kostenlos publizieren**

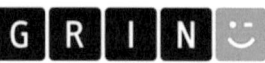